MÉMOIRE

SUR UNE

ÉPIDÉMIE DE FIÈVRE LENTE NERVEUSE.

MÉMOIRE

SUR UNE

ÉPIDÉMIE DE FIÈVRE LENTE NERVEUSE

Observée à Saint-Etienne

PAR LE Dr PROSPER MILLION,

Médecin de l'Hôtel-Dieu,
Membre du Conseil d'Hygiène et de Salubrité,
Médecin des Epidémies.

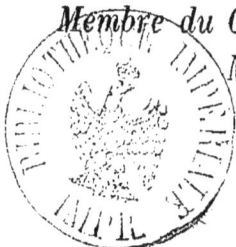

SAINT-ETIENNE,

Imprimerie et Lithographie de J. PICHON, rue Brossard, 9.

1861.

MÉMOIRE

SUR UNE

ÉPIDÉMIE DE FIÈVRE LENTE NERVEUSE,

Lu à la Société de Médecine de St-Etienne.

Je viens entretenir la Société de Médecine d'une maladie épidémique qui s'est déclarée, il y a bientôt une année, et que peu d'entre nous ont eu l'occasion d'observer ; car elle a limité ses atteintes dans la garnison de Saint-Etienne, population isolée, qui a ses habitudes particulières, son genre de vie, son habitation à part, en un mot, des conditions hygiéniques exceptionnelles... Cette fièvre typhoïde épidémique s'est manifestée dans un moment où la maladie à l'état sporadique ne présentait, parmi la population civile, que des cas extrêmement rares... C'était après l'épidémie de 1857 qui avait épuisé son mode d'action dans notre ville, et éliminé par ses atteintes récentes encore, s'il m'est permis de parler ainsi, toutes les organisations accessibles à cette contamination morbide. A deux reprises différentes, en septembre et en octobre, j'avais eu l'occasion de remplacer M. le Dr GARAPON chargé du service des fiévreux civils de l'Hôtel-Dieu, et je n'y avais pas trouvé un seul malade atteint de fièvre continue grave... Mes collègues savent combien est rare une semblable exception.

Depuis le 1er juillet où j'avais pris le service des militaires, jusqu'au 7 novembre, je n'avais pas encore rencontré un seul cas de fièvre typhoïde. Quelques maladies éruptives variées, quelques irritations gastro-intestinales, des angines, et, surtout, en plus grand nombre, des bronchites, des fièvres intermittentes, telles étaient les maladies qui se présentaient à mon observation, et habituellement sans gravité. Pendant quatre mois, je n'avais perdu que trois malades, et par suite d'affections organiques. Enfin, quinze à vingt malades, tout au plus, gardaient le lit pendant les premiers jours de novembre.

Vers la fin de l'été et le commencement de l'automne, la température avait été assez uniforme; mais les chaleurs étaient excessives. Le temps très-sec jusqu'au 27 octobre, changea brusquement. Nous eumes quelques jours de pluie, et immédiatement après, des gelées blanches, (2-3 novembre), puis un vent du nord des plus violents et un froid intense. Avec ce changement de température, commencèrent des exercices nouveaux pour l'infanterie. On faisait des promenades militaires durant, chaque fois, de 2 à 4 heures. Ces promenades avaient lieu trois fois par semaine.... On commença en même temps à faire du feu dans les chambres, et les poêles presque toujours rougis à blanc, les soldats se groupaient autour pour se chauffer et sécher leurs vêtements. Je cite ces faits parce que, plusieurs fois, les malades les signalaient à mon attention pour m'expliquer l'origine de leurs maladies. C'est dans ces circonstances que l'épidémie éclata.

Je partagerai mon travail en deux parties; dans la première, après un aperçu succint de l'affection, je rapporterai quelques observations particulières et les détails nécropsiques qui m'ont semblé le plus dignes d'attention ; dans la deuxième, je tracerai l'histoire générale de l'épidémie.

PREMIÈRE PARTIE.

—

Généralités, Observations particulières.

—

La maladie débutait tantôt d'une manière lente et progressive, tantôt d'une manière brusque et instantanée. Ce dernier mode était le plus fréquent, et s'est rencontré dans la grande majorité des cas, (47 fois sur 63).

Un violent mal de tête avec frisson, horripilation et lassitude générale, de l'anorexie, une fièvre plus ou moins forte, marquaient le début de la maladie. Celle-ci avait une forme rémittente chez la plupart des sujets, et pendant le premier septénaire ; puis, à partir du huitième jour, elle suivait habituellement une forme continue...

C'est le système nerveux qui se montrait principalement affecté, et qui, au point de vue *fonctionnel,* semblait dominer la scène pathologique. Des désordres plus ou moins remarquables apparaissaient vers le deuxième septénaire, alors que tout était calme du côté du ventre et dans les principaux appareils de la vie organique... Le délire sous ses différentes formes, quelquefois furieux, mais presque toujours tranquille, se déclarait et continuait presque sans interruption; alors même que la maladie prenait une tournure favorable, tendait ostensiblement à la guérison, et même qu'elle touchait à la convalescence... On eut dit, dans ces circonstances, une fièvre nerveuse essentielle... Le malade était dans le délire, avec un pouls calme et régulier, à 80 ou 90 pulsations; une langue humide et de l'aspect le plus normal ; un ventre souple et indolent, n'offrant aucun trouble apparent dans les fonctions intestinales et leurs annexes, dans celles de la respiration, de la locomotion, et dans les principales sécrétions.

Localement et au point de vue organique, par opposition à l'état *fonctionnel,* c'était au ventre que retentissait la manifestation pathologique. Une douleur, mais sourde et vague, et provoquée par la pression seulement, existait à la partie inférieure de l'abdomen. Le ventre était tendu et gonflé, quelquefois météorisé, avec un gargouillement habituel, dans la région iliaque droite.... Dans les cas très-graves, il y avait une tension exceptionnelle à l'épigastre, et dans les hypochondres. Cette caractérisation extérieure de la maladie à l'abdomen, cessait souvent avec le premier septénaire. La peau présentait une éruption constante de forme papuleuse : petites élevures circulaires, d'un rouge cuivré, que l'on découvrait à la partie sus-ombilicale du ventre et à la surface antérieure de la poitrine; trois fois, cette éruption s'est étendue sur le reste du tronc et sur les membres.... elle n'a épargné que le visage ; c'était une véritable fièvre éruptive et assez confluente; cette éruption, que j'appelle typhoïde, n'a jamais manqué à mon observation. Elle commençait habituel-

lement au onzième jour, quelquefois seulement
au troisième septénaire; souvent, elle ne faisait que
se montrer et disparaissait furtivement ; ordinairement, elle durait trois ou quatre jours, parfois
elle persistait dix jours et même davantage.

Anatomiquement, la maladie a présenté, dans
toutes les ouvertures cadavériques que nous avons
pratiquées, les altérations signalées par les auteurs
qui ont écrit sur la fièvre typhoïde ; mais la lésion
primordiale, et la plus importante, était l'éruption
pustuleuse isolée, soit celle correspondant aux
follicules de Brunner.

Tels étaient les caractères prédominants de
cette maladie; je n'entre pas dans d'autres détails
symptômatiques, ou nécroscopiques, dans ceux
relatifs à la marche ou à la terminaison de la
fièvre, au traitement.... questions sur lesquel-
les je donnerai des détails convenables, dans la deuxième partie de mon mémoire.

Première observation.

Forme ataxo-adynamique. — Moinet Pierre,
âgé de 21 ans, entra à l'hôpital le 14 novembre
au matin. Cet homme, qui arrive accompagné par
deux de ses camarades, a fait le trajet à pied,
depuis la caserne, et arrive à l'heure de la visite.
Vendredi 12 novembre, il était de poste à l'Hôtel-
de-Ville, et, en montant la garde, à 6 heures du
soir, il fut pris de vertiges, d'éblouissement et
d'un frisson violent; on le conduisit immédiatement à l'infirmerie de la caserne, où il reçut les
premiers soins, et où il passa une nuit très-agitée;
mais le lendemain, il se trouvait mieux, et ne

demandait même pas une exemption de service, se croyant entièrement rétabli. Tous les renseignements que j'ai pu obtenir du malade, ceux que j'ai fait prendre auprès de ses chefs et de ses connaissances, ne m'en ont pas appris davantage.

A son entrée dans la salle, cet homme exténué de fatigue, s'appuie contre un lit pour se soutenir et échapper au vertige; il se plaint d'une grande pesanteur de tête, et parle en balbutiant. Cet embarras de la parole est dû, sans doute, à la prostration des forces ; mais il est entretenu aussi par un état de la langue qui est gonflée, porte sur son limbe l'impression des arcades dentaires, et se trouve presque gênée et comprimée dans la cavité buccale. La face est turgescente et gonflée ; les yeux sont saillants, fatigués et sans animation... La tête est couverte de sueur; les extrémités sont sèches, un peu froides; la peau est mate et très-pâle, le ventre est tendu, la respiration entrecoupée, le pouls fréquent, vite et concentré.

Je fais chauffer le lit du malade, je prescris une potion stimulante diffusible, des infusions de tilleul, de germandrée et de feuilles d'oranger, des applications de moutarde sur les membres, puis du coton imprégné de poudre diaphorétique, et recouvert de toile cirée aux extrémités pelviennes, et je me promets de revoir le malade dans la journée.

A trois heures du soir, la détente s'était opérée, le pouls avait conservé sa fréquence, mais il n'était plus concentré; il offrait de l'ampleur, une certaine résistance, et il était très-régulier. J'avais affaire à un homme doué d'une forte constitution, à une organisation vigoureuse, développée par les travaux de la campagne, à un tempérament sanguin bien dessiné. La tête continuait à être lourde; les yeux étaient injectés, les téguments offraient un état de coloration rosée et de tension particulière; il y avait toujours le même embarras de la prononciation, le même gonflement de la langue; je prescrivis une saignée de 500 grammes, une potion tempérante pour la nuit, des boissons délayantes; je fis enlever le coton et la toile cirée.

Le 15 novembre au matin, l'état du malade avait subi une aggravation inouïe; soulagé d'abord par la saignée, pendant une ou deux heures, et délivré momentanément de la stupeur où il était plongé, les symptômes cérébraux n'avaient pas tardé à reprendre une nouvelle intensité. Le délire s'était déclaré... Le malade, à notre troisième visite, ne pouvait plus se faire comprendre... Mais cette fois, par défaut d'influx nerveux; car la langue n'est plus hypertrophiée comme la veille; elle a repris son volume habituel... Le visage ne présente plus le même degré de turgescence... Le pouls est fréquent, mais il est mou et moins développé... Le ventre est toujours tendu; il y a du gargouillement dans la fosse iliaque... La peau n'est plus colorée; nulle part, on n'observe ni éruption, ni tache, ni échymose.

La saignée a fourni un caillot abondant; après douze heures de repos, elle n'offre presque aucun départ de sérosité; il y a une pellicule bleuâtre, très-légère, à la surface du caillot qui est mou, diffluent, noir et à peine oxygéné dans ses couches extérieures.

Je fais placer de larges vésicatoires camphrés aux cuisses, renouveler les applications de coton, de toile cirée et de poudre diaphorétique; j'ordonne une potion avec une infusion de menthe, de l'éther sulfurique et de l'acétate d'ammoniaque, des boissons chaudes et légèrement stimulantes.

A ma visite du soir, je rencontrai un peu de calme et plus de connaissance; je fis administrer un lavement de valériane avec addition de 0,75 sulfate de quinine.

La nuit du 15 au 16 novembre est mauvaise; le délire reparaît pour ne plus quitter le malade; mais un délire calme, bientôt remplacé par un véritable état de carus. — Le 16, à la visite, la prostration des forces est complète et générale; le malade a perdu toute conscience, il marmotte d'une manière inintelligible, mais ne parle plus... Le ventre n'est plus tendu, mais affaissé ; il y a eu des déjections involontaires de matières diarrhéïques et d'urine, — Le pouls a perdu sa fréquence; il est inégal, irrégulier et s'efface à la plus légère pression... Le malade succomba quelques heures après.

C'était le premier malade que je perdais depuis le commencement de l'épidémie, et le premier malade dont j'eusse observé la mort à une époque si rapprochée du début d'une fièvre grave. D'après mon observation, cet homme n'était arrivé qu'au cinquième jour, ou, tout au moins, que dans le cours du premier septénaire de la dothinen-

terie... Aussi je saisis avec impatience l'occasion
qui se présentait à moi, pour observer les causes
organiques de cette maladie, et étudier les
lésions typhoïdes, à cette période de l'affection,
si fièvre typhoïde il y avait réellement.

L'autopsie fut faite quarante heures après la
mort, avec le concours de MM. les docteurs Son-
rier et Aspol, médecins du 68me de ligne.

L'aspect extérieur du cadavre annonçait une
décomposition avancée... Il s'en exhalait une
odeur putride assez forte... La partie postérieure
du corps était injectée et d'une couleur noirâtre;
les téguments abdominaux étaient d'une nuance
bleue verdâtre très-foncée; mon attention se porta
d'abord du côté du ventre qui fut ouvert, et j'al-
lai à la recherche des intestins grêles. A la terminaison inférieure de cet intestin, je trouvai environ quinze plaques ou follicules agminés situés,
comme d'habitude, sur le bord libre de l'intestin,
et opposés à l'insertion du mésentère; ces plaques sont généralement allongées, ovalaires, décou-
pées sur leurs bords, mais de forme irrégulière
et nullement symétrique. Les plus petites ont un
centimètre de longueur, quatre à cinq millimètres
de largeur; quelques unes des plus grandes ont
jusqu'à quatre centimètres de longueur, un centimètre et demi, quelquefois deux centimètres de
largeur. Elles offrent, au premier aspect, une saillie
d'un demi-millimètre à un millimètre sur la surface de la membrane muqueuse... Cette saillie
très-apparente à l'œil, à cause de la nuance de

coloration des plaques, est aussi très-sensible au toucher... En promenant la pulpe du doigt sur l'intestin, on sent une élevure, comme une plaque d'urticaire, mais dont la surface est inégale et comme mamelonée. La coloration est d'un rose très-vif qui tranche sur la couleur mate et grise des autres parties. Cette coloration n'est point uniforme ; elle présente des points d'un rouge obscur de nuance cuivrée... Ces variations dans la couleur tenaient peut-être à la présence de légères saillies ponctuées, qui semblaient indiquer une éruption prête à s'accomplir... Elles étaient disposées par masses linéaires et comme étendues au pinceau.

A côté de cette lésion anatomique, il s'en présente une autre bien plus apparente encore, et qui paraît constituer, presque à elle seule, l'affection à laquelle a succombé notre malade. C'est l'éruption des follicules isolés, décrite dans les traités d'anatomie pathologique, sous le nom de glandes de Brunner, psorentérie, forme pustuleuse... Cette lésion est-elle le résultat d'une affection propre à ces glandes ? Est-ce une éruption pustuleuse spéciale, prenant son siége d'élection sur la muqueuse de l'intestin grêle exclusivement ? Il ne m'appartient pas de décider une question aussi difficile... Tout ce que je puis dire, c'est que, dans l'autopsie qui nous occupe, rien ne pouvait ressembler davantage à une éruption variolique, au deuxième jour. Que l'on se figure une petite vérole très-confluente, elle donnera une idée du nombre des boutons ; car, dans les deux derniers pieds de l'intestin, je comptais jusqu'à

dix-huit boutons en moyenne dans un espace égal
à un centimètre carré; plus haut, l'éruption diminuait quand au nombre ; à la hauteur de quatre
pieds environ, les boutons finissaient par disparaître... Ces boutons avaient une forme conique,
comme dans la varicelle, une coloration rouge
violacée, échymotique en certains endroits; leur
extrémité était parfois noirâtre, quelquefois grise,
quelquefois rosée. Certains boutons offraient
un point déprimé comme ombiliqué à leur som-
met, qu'on aurait pu prendre pour une ouverture
folliculaire.

En promenant le doigt sur la membrane muqueuse, on ressentait des inégalités procurant la
sensation de granulations arrondies, et non celle
d'aspérités acuminées. En ouvrant ces boutons
avec le scalpel, il semblait que la membrane mu ·
queuse était soulevée par une masse gélatineuse
arrondie; en écrasant cette masse, on en exprimait
une substance caséeuse et collante... A la base
de ces boutons, la membrane muqueuse était
légèrement injectée. Toutefois cette injection n'était
pas en rapport avec la confluence psorentérique..
J'ai dit que cette éruption occupait à un degré
variable de confluence les quatre pieds inférieurs
de l'iléon. A mesure qu'on se rapprochait de la
valvule iléo-cœcale, elle était plus nombreuse,
plus serrée. La face supérieure de la valvule de
Bauhin en était littéralement criblée ; la face inférieure ou colique, n'en présentait pas de trace, et
n'offrait pas le moindre vestige d'inflammation,
pas le moindre caractère morbide ; telle la peau

la plus saine, sur les confins d'un zona ou d'un
érysipèle des plus intenses.

En remontant dans l'intestin, nous avons vu l'é-
ruption cesser au niveau des valvules connivcntes,
et disparaître avec toute espèce de lésions typhoïdes. Nous signalons seulement une plus grande
quantité de sécrétions intestinales et de bile, pour
ainsi dire accumulées, et refluant dans les parties
saines de l'iléon, dans le jéjunum et dans le duodé-
num. Cette particularité, nous l'avons retrouvée
dans la majorité de nos autopsies.

La membrane muqueuse, à partir des valvules
connivcntes, en remontant vers l'estomac, ne présentait aucun caractère morbide, pas d'inflammation, ni de signe d'hyperhémie, aucune éruption,
aucune saillie folliculaire.

Le foie, le pancréas, la rate étaient comme à
l'état normal; il n'y avait aucun ramollissement
dans ce dernier organe, disposition qui n'est pas
la même dans toutes nos observations, surtout
chez les sujets qui ont succombé à une période
plus avancée de la maladie.

Les ganglions mésentériques étaient très-engorgés, et variaient depuis le volume d'un noyau d'a-
mande à celui d'une grosse noix; généralement
lisses et arrondis, d'autrefois à surface inégale
et bosselée, ils présentaient à la coupe un tissu
injecté et très-vascularisé; quelquefois des points
échymosés bien circonscrits; ils ressemblaient assez
bien à la substance tubuleuse des reins, et con-
servaient une consistance normale.

L'autopsie du cerveau ne nous a rien offert de
particulier; elle a été faite avec soin, ainsi que

celle de la moelle allongée, et de la région cervicale de la moelle épinière.

Le tissu cérébral avait sa consistance et son aspect accoutumé... Les lobes cérébraux seuls à l'incision offraient une coupe sablée et un suintement par gouttelettes de sang, qui pouvait en imposer pour une hyperhémie. Il y avait encore une assez grande quantité de sérosité citrine et roussâtre dans les ventricules; un peu de sang accumulé dans les sinus de la dure-mère... Mais, je le répète, je n'ai rien trouvé de ce côté qui fût particulier à la maladie qui fait le sujet de cette observation.

Deuxième observation.

Forme lente nerveuse, ataxie. — Le nommé Cotin François, âgé de 21 ans, complexion délicate, tempérament nerveux, exerçant la profession d'ébéniste avant son entrée au corps, est reçu à l'Hôtel-Dieu, le 15 novembre.

Cet homme est fatigué depuis dix jours environ; au début, il a passé quarante-huit heures à l'infirmerie où il a été purgé, et mis au régime; puis il a demandé à sortir et à reprendre son service qu'il a continué jusqu'à ce jour. — Dans le commencement, il a éprouvé des frissonnements et du mal de tête, un peu de courbature, de l'anorexie, quelques nausées; — puis il y a eu du mieux par suite de son séjour à l'infirmerie; et le malade s'est cru rétabli... Il n'avait pas d'appétit, mais Cotin se forçait pour prendre quelques aliments chaque jour; et ne s'en trouvait pas plus fatigué. — En somme, diarrhée par intervalle, quelques

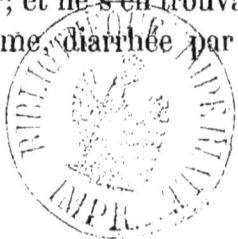

2

coliques, parfois des éblouissements, des transpi-
rations irrégulières, une lassitude inaccoutumée,
voilà ce qui décide ce jeune homme à entrer à
l'hôpital.

Le 15 novembre, il y a de la fièvre, mais bien
modérée; le pouls est à 80 pulsations; l'œil est
brillant, les réponses sont brèves et un peu sac-
cadées, la physionomie est altérée. Le facies présente une certaine contracture dans l'ovale inférieure du visage, au pourtour de l'ouverture de
la bouche et des narines; cette particularité est
très-fugace ; elle est plus sensible quand le malade
parle. J'insiste sur cette disposition qui présente
une différence avec le facies propre aux affections
cérébrales : les ményngites, par exemple, où le
cachet morbide de la physionomie est imprimé
de préférence dans l'ovale supérieur, à la racine
du nez, au front et au niveau des cavités orbi-
taires.

La langue est humide, naturelle, un peu pâle;
il y a de l'indifférence pour les aliments, la soif
est modérée, le ventre est souple, indolent; il y a
une diarrhée légère, des gargouillements dans la
fosse iliaque droite, des papules typhoïdes au lieu
d'élection.

Deux de mes confrères, qui suivaient la visite.
trouvaient ce cas bien léger, si tant est qu'on pût
admettre l'existence d'une fièvre typhoïde... médication expectante, boissons gommées... diète.

Dans la nuit du 15 au 16, il se manifesta un
frisson accompagné de fièvre et de sueur; le
sommeil qui suivit fut agité.... il y eut un peu

de délire. Le 16, à la visite, même état que la
veille... La présence des papules, du gargouillement, les symptômes de la nuit précédente, ne me
laissaient pas de doute sur la nature de la maladie ; j'ajoute à la prescription de la veille du sulfate de quinine, deux lavements de 40 centigrammes dans la journée... quatre pilules de 0,10
chacune, à l'entrée de la nuit.

La nuit du 16 est meilleure, cependant il y a
eu aussi de la fatigue et une transpiration
copieuse.

Le 17, le malade se trouve mieux et demande un
peu de nourriture, qui lui est refusée... même
prescription que la veille.

La nuit est bonne... Le 18, à la visite, je trouve
le malade habillé, se plaignant de la diète et disant
qu'il n'a plus de mal.

La dose du sulfate de quinine est réduite de
moitié, à 0,60.. on accorde du bouillon de poulet;
la journée se passe bien... La sœur juge même
convenable de faire passer le malade dans une
salle de convalescents, afin de le rassurer, et de
céder son lit à de nouveaux arrivants plus malades en apparence.

A la visite du lendemain, rien de particulier ;
je trouvai le malade habillé comme la veille ; il
avait passé une partie de la journée précédente à se
promener dans la salle... Le pouls est au-dessous
de 80 pulsations... Le malade avait passé les deux
dernières nuits sans accidents ; je suspends toute
médication ; j'accorde un peu de soupe.

La nuit suivante est agitée ; le malade se lève plusieurs fois pour aller à la selle ; à 6 heures du matin, le 21, il se lève de nouveau, et, au retour des latrines, il est pris d'un éblouissement, pâlit, chancelle et tombe frappé de mort subite.

D'après notre feuille d'observations, la maladie parcourait son troisième septénaire ; elle était arrivée au 16me ou 17me jour. L'autopsie permit de constater, la présence des lésions propres à la fièvre typhoïde ; mais, au lieu de nous présenter cette éruption confluente, et les désordres anatomiques que nous avions trouvés dans le sujet de notre première observation, il n'y avait, ici, que des lésions bien dessinées, il est vrai, mais bien discrètes... douze ulcérations de forme elliptique, sur un fond grisâtre, de dimensions variées ; les plus grandes ne dépassent pas 15 millimètres dans leur plus grand diamètre... 50 à 60 ulcérations plus petites, à bords taillés à pic, offrent comme les autres un fond grisâtre ; quelques ganglions mésentériques, 8 ou 10, engorgés et ramollis ; la rate ramollie également... Ce sont là les seuls caractères anatomo-pathologiques que nous avons rencontrés. Du côté des organes essentiels à la vie, cerveau, poumon, cœur, pas la plus légère trace de maladie aiguë ou chronique ; enfin, dans les lésions que nous venons de décrire, aucune qui put représenter à un examen sévère et impartial, une cause anatomique probable de la mort.

J'ai commencé par les deux observations précédentes, qui portent avec elles leur preuve matérielle et caractéristique, afin de ne laisser dans l'esprit de ceux qui me liront, aucun doute sur la

nature de la maladie que j'avais à combattre....
Je choisis les deux suivantes, parmi les cas les
plus graves et sur la terminaison desquels la
médication vomitive au début, les bains et les
affusions froides plus tard, paraissent avoir
exercé l'influence la plus salutaire.

Troisième observation.

Fièvre lente nerveuse. — Latus Réné, âgé de
21 ans, entre à l'Hôtel-Dieu le 11 novembre : ce
malade est fatigué depuis une semaine par des
frissons, des maux de tête, une lassitude générale,
de l'anorexie. Il a été purgé à l'infirmerie de la
caserne où il a passé quelques jours.

La constitution de ce malade n'est pas très-
forte; c'est un tempérament lymphatique nerveux.
Le jour de son entrée, il accuse une grande pesanteur de tête, des envies de vomir, une ardeur
particulière à l'épigastre ; la langue est humide,
couverte d'un enduit jaunâtre, la bouche pâteuse;
il y a de l'aversion pour les aliments; le ventre
est souple, gargouillement iléo-cœcal ; les yeux
sont fatigués, la physionomie altérée ; le pouls
est à 104 pulsations. Ipécacuanha, 1,20; tartre
stibié, 0,05; vomissements abondants; à ma visite
du soir, il y a un peu de détente.

Le 12 au matin, le malade comparant son état
à celui de la veille, se trouve mieux. Le pouls,
cependant, présente la même fréquence. et les
caractères observés la veille, sauf la pesanteur
de tête et la sensation épigastrique, restent les
mêmes.

Boissons délayantes... julep gommeux, diète...
Il n'y a rien d'irrégulier pendant les journées du
11 au 12.

13 novembre, la nuit a été mauvaise, les nausées et les vomissements reparaissent; on renou-
velle la prescription du 11. Le vomitif procure
du soulagement comme la première fois. — Le
soir, le malade est mieux, — administration du
sulfate de quinine, 0,80 par jour.

14, 15 et 16 novembre, mêmes symptômes,
mêmes prescriptions. Les papules typhoïdes, assez
nombreuses, se montrent sur la poitrine et la
région épigastrique.

16 novembre, il y a du délire; les yeux sont
brillants et injectés; le délire est gai et assez calme, — incontinence d'urine; rien de particulier
à noter du côté des voies digestives; dix sangsues
à l'anus; moutarde aux extrémités. — Le soir, le
délire continue, — affusions froides sur le front
et sur la tête.

Le 17 et 18 novembre, continuation du délire
qui offre le même caractère. Bains tièdes prolongés
pendant une ou deux heures chaque jour; pendant l'intervalle des bains, affusions froides....
Sous l'influence des bains, comme après les affusions, on observe toujours une rémission plus ou
moins sensible et plus ou moins durable.

19 novembre, le délire continue, mais il présente des intermittences... Le malade a des moments lucides qui se prolongent, quelquefois,
pendant des heures entières. On insiste sur l'emploi des moyens précédents; on diminue la dose

du sulfate de quinine qui est réduite à 0,50 centigrammes par jour.

20, 21, 22 et 23 novembre, amélioration lente et progressive ; le délire continue encore, mais les moments lucides sont plus nombreux et plus prolongés ; les taches typhoïdes disparaissent.

24 novembre, suppression des bains... Continuation des affusions froides et du sulfate de quinine jusqu'au 4 décembre.... A cette époque, le délire cesse presque complétement... Le malade revient au sentiment des besoins naturels ; l'incontinence d'urine s'arrête... la faim se fait sentir... On suspend la médication précédente ; on commence l'emploi des bouillons.. Limonade vineuse.. vin de quinquina, 60 grammes par jour... Frictions toniques avec l'eau-de-vie camphrée et le vin aromatique sur les membres et le tronc...

Les jours suivants, apparaissent des sudamina assez nombreux autour du cou et à la partie antérieure de la poitrine ; cette éruption ne modifie en rien la marche de l'affection qui tend visiblement à la guérison. La convalescence es tcomplète dès le 14 décembre ; le malade n'a point d'escarrhes. — Les forces reviennent assez rapidement. — Je signe la sortie le 31 décembre.

Quatrième observation.

Fièvre ataxique, pneumonie intercurrente.— Joubert André entre à l'hôpital le 12 novembre ; il traîne depuis huit jours, suivant son expression ; il a passé trois jours à l'infirmerie où il a été purgé.

Cet homme âgé de **22** ans, doué d'une forte constitution, d'un tempérament bilieux, offre les symptômes réunis d'une fièvre continue rémittente assez intense et d'un embarras gastrique. — Je note une céphalalgie orbitaire, des nausées, de l'anxiété à la région épigastrique. — Pouls à **102** pulsations.

Je commençai mon traitement par l'ipécacuanha à la dose de **15** décigrammes, qui procura des vomissements copieux, et, à leur suite, un soulagement marqué pendant la journée.

Le deuxième jour, **13** novembre, l'ardeur épigastrique, les régurgitations bilieuses continuant, je reviens à l'usage combiné de l'émétique et de l'ipécacuanha; comme le veille, il y eut beaucoup de bile rejetée; puis les vomissements s'arrêtèrent définitivement. Le malade eut plus de calme. — Je donnai le sulfate de quinine en lavement et en potion, à la dose de 0,**80** centigrammes, les boissons acidulées, les cataplasmes sur l'abdomen.... diète absolue.

Etat stationnaire et continuation des mêmes moyens jusqu'au **16** novembre.

17 novembre, apparition des papules typhoïdes, un peu plus d'agitation et de fatigue, sans être accompagnée de désordre apparent, du côté du ventre et des voies digestives.

Pendant la nuit, l'agitation est remplacée par un délire furieux qui nécessite l'emploi de la camisole de force.

Le 18, à la visite, le délire continue avec la même violence; le pouls est fort, plein et dur; on pratique une saignée de 500 grammes, sans obtenir d'amélioration ; dans la soirée, on donne un bain prolongé de deux heures, puis on emploie les affusions froides ; le délire continue avec la même violence pendant trois jours…. Toutefois, les affusions froides et les bains produisaient des moments de calme… Enfin, le quatrième jour, le 22, le délire bruyant céda, et fut remplacé par le côma vigil ; cette dernière forme cessa complétement le 26. Les bains et les affusions froides furent alors supprimés. Aux derniers jours de novembre, une éruption confluente de sudamina se manifesta, et, à sa suite, vers le 2 décembre, la toux, une expectoration muqueuse abondante, l'embarras de la poitrine éveillèrent notre attention.

Le 5 décembre, expectoration rouillée, point douloureux au côté droit ; matité et râle crépitant dans la moitié inférieure du poumon, qui nous dénoncent l'existence d'une pneumonie. Les antiphlogistiques n'étaient pas admissibles, dans un état ataxo-adynamique, au déclin d'une maladie qui durait depuis près d'un mois ; je fis placer un large vésicatoire sur le côté, et je donnai 4 grammes d'oxide blanc d'antimoine dans un looch.

Le 4 décembre, le point douloureux avait cessé; mais l'oppression, mais les signes physiques de la maladie persistaient ; la matité était plus prononcée, l'auscultation faisait entendre du souffle tubaire, à l'angle inférieur et sur le bord antérieur de l'omoplate:… La maladie pulmonaire s'aggravait à n'en pas douter, et passait au deuxième degré. La médication de la veille était insuffisante ; les antiphlogistiques impossibles ; je me décidai à l'emploi du tartre stibié ; je donnai 0,30 centigrammes dans un julep gommeux, à prendre par cuillerée à soupe, d'heure en heure. Le soir, comme il n'y avait pas d'amélioration, je fis porter la dose de l'émétique à 0,50 centigrammes.

Le 5 décembre, il y avait de l'amendement ; le souffle tubaire se modifiait et diminuait ; le râle crépitant devenait moins sec et plus humide.... néanmoins, l'oppression et l'expectoration patho-gnomonique continuaient ; la matité, l'étendue des parties enflammées étaient trop considérables, pour espérer une résolution spontanée ; je renouvelai la prescription de la veille.

Le 6 décembre, amélioration progressive, diminution de l'oppression.... Les crachats sont plus aérés et quelques uns entièrement blancs ; les phénomènes sthétoscopiques et plessimétriques sont à peu près les mêmes ; je continue encore le tartre stibié mais en réduisant la dose à 0,35 centigrammes.

Le 7 décembre, un état satisfaisant permet de le supprimer complétement, les symptômes de résolution ne laissant plus rien à désirer.... La médication stibiée, qui fut continuée, pendant quatre jours entiers, fut parfaitement tolérée. Elle n'occasionna ni vomissement, ni diarrhée, ni desséchement de la langue ; pas le moindre malaise du côté du tube digestif.

Le 7, je reviens à l'usage du bouillon. — Les jours suivants, l'état d'amélioration fit des progrès, et le 14 décembre, le malade entrait en pleine

convalescence. Celle-ci ne fut entravée par aucune rechute, et le 31 décembre, Joubert quittait
l'Hôtel-Dieu entièrement rétabli.

DEUXIÈME PARTIE.

Histoire particulière de l'épidémie.

Mon intention dans cette seconde partie de mon
mémoire, n'est pas d'écrire un traité complet de
la maladie que j'ai observée; mais de m'étendre,
de préférence, sur sa physionomie différentielle:
en étudiant dans les diverses conditions de son
existence, celles qui peuvent mieux éclairer sa
filiation, ses rapprochements avec d'autres épidémies; en un mot, marquer la place qu'elle doit
occuper dans la nomenclature épidémique.

C'est dans cet esprit que j'examinerai, successivement, ses symptômes, sa marche, sa terminaison, sa détermination anatomo-pathologique, son
étiologie, son traitement, sa statistique, sa nature
et sa définition, en donnant une description plus
détaillée, une extension selon leur importance
respective, aux différentes parties qui constituent,
à mes yeux, la forme spéciale de cette fièvre; en
d'autres termes, une étude qui s'attache de préférence aux phénomènes de modalité, dans une
espèce particulière, plutôt qu'aux qualités géné-
riques, ou aux attributions essentielles de la
maladie typhoïde en général.

Symptômes.

Je diviserai les symptômes en trois périodes : période d'invasion, période d'état, période de terminaison.

1° *Période d'invasion ou prodromique*. — La maladie débutait, ordinairement, par un grand accablement, un sentiment de lassitude générale et inaccoutumée, accompagné, le plus souvent, de frissonnements vagues survenant avec lenteur et alternant avec de la chaleur ; dans les cas plus graves, d'un frisson prolongé, quelquefois très-intense, avec tremblement et claquement des dents. Les symptômes habituels de la maladie, pendant les prodrômes, étaient les suivants :

Une douleur plus ou moins vive à la tête, principalement dans la région frontale ; quelquefois, c'était moins la douleur qu'une pesanteur désagréable que le malade rapportait, plutôt, à l'occiput ou aux tempes, et qui était accompagnée de vertiges et d'éblouissements... Un peu d'engourdissement des facultés intellectuelles, de l'hébétude, des troubles dans les organes des sens, caractérisés, surtout, par une dépression de l'activité sensorielle; bourdonnements d'oreilles, très-souvent abolition de l'odorat, obscurcissement et fatigue des yeux, altération du goût ; quelquefois diminution, quelquefois excitation de la sensibilité tactile ; ajoutons à ces désordres nerveux, l'insomnie, ou un sommeil lourd, agité par des rêves pénibles, et qui, loin de réparer les forces, laissait le malade, à son réveil, plongé dans un plus grand accablement.

Le pouls petit et concentré au début, devenait, ordinairement, plein et fort; les battements
du cœur étaient en harmonie avec les manifesta-
tions du pouls... Il faut se rappeler que nos malades étaient, pour la plupart, des jeunes gens de
21 ans, sortis des cantons agricoles de la Normandie.

Nous avons noté l'altération du goût; la bouche était sèche ou humide ; le malade était indif-
férent pour les aliments; le plus souvent, la soif
était vive, et on recherchait les boissons froides
et acides.

Les vomissements étaient fréquents à cette
période... Parfois les malades rejetaient toutes les
boissons, qui faisaient indigestion... Presque toujours, les vomissements contenaient de la bile et
des sécrétions gastriques rendues en assez grande
quantité... Les vomissements du début s'obser-
vaient dans la proportion des 4/6me; ils ne man-
quaient qu'exceptionnellement; à côté des vomissements, signalons des selles séreuses, inodores,
survenant sans coliques, mais avec la sensation
d'un poids extraordinaire dans le ventre et dans
les reins; l'absence des selles diarrhéiques, comme
celle des vomissements, était rare.

Les urines étaient brûlantes, assez abondantes,
pâles et à peine animalisées... La peau était
sèche le plus ordinairement; quelquefois couverte d'une sueur ardente, du côté de la tête.

Il y avait aussi, mais plus rarement, des accidents nerveux du côté des voies respiratoires; de
l'aphonie, une respiration irrégulière quelquefois

entrecoupée et saccadée; quelquefois, il existait une douleur violente, ou bien un sentiment vague d'angoisse, dans la poitrine, à l'extrême début et dans quelques cas graves.

2° *Période d'état.* — La période d'état, qui commence vers le troisième ou quatrième jour, me paraît subordonnée à l'apparition de l'exanthème intestinal... C'est durant cette période que se manifeste l'ataxie; que les formes plus ou moins graves de la maladie se révèlent; que nous voyons se dessiner les différences pronostiques.

Pour donner plus de clarté à ma description, j'examinerai successivement l'état local : c'est pour moi celui du ventre et des voies digestives; puis l'état général.

A *État local.* — La tension du ventre était plus prononcée; plus tard, cette tension se transformait en un ballonnement plus ou moins considérable; à propos de ce symptôme, il est à noter que la conformation du ventre subit quelquefois un changement notable du côté des hypochondres; on voit, alors, le creux épigastrique disparaître et un gonflement sensible dans les régions du foie, de l'estomac et de la rate. J'ai eu occasion de constater cette disposition chez six malades, dont cinq succombèrent.

Les malades, dont l'attention était absorbée par les symptômes, qui avaient rapport à la tête et au système nerveux, se plaignaient rarement du ventre; et, aux questions qu'on leur faisait, à cet égard, répondaient, *la plupart,* qu'ils n'en

souffraient pas; *quelques uns,* qu'ils y ressentaient, seulement, des douleurs vagues, dont ils
ne savaient préciser le siége.

A la pression, le ventre était généralement
douloureux ; quelquefois, une pression légère suf-
fisait pour provoquer cette douleur. Leur siége
habituel était la région hypogastrique, et, de préférence, la fosse iliaque droite. Dans ce point,
existait du gargouillement. Nous avons retrouvé
ce symptôme chez tous nos malades. Chez quelques sujets, dont le ventre était souple et peu
douloureux, nous avons pu apprécier, à la palpa-
tion, des nodosités et des engorgements disposés
en chapelet, qui étaient dus à l'engorgement des
ganglions mésentériques.

L'anorexie, le dégoût pour les aliments persistaient comme dans la période d'invasion; les nausées et les vomissements étaient moins fréquents,
et disparaissaient généralement ; la soif était
moins vive, la langue était habituellement blanchâtre, assez humide, et, chez la plupart des malades, naturelle, semblant différer à peine de l'état
de santé; chez d'autres, elle était sale, rouge et
fendillée; chez quelques uns, lisse et parcheminée;
quelquefois, elle offrait la conformation d'une langue de perroquet, épaisse, prismatique et lan-
céolée.

La diarrhée continuait; les matières étaient
moins homogènes, renfermaient des débris blan-
châtres ressemblant à de l'albumine concrétée;
elles n'offraient pas l'aspect séreux du début. La

fétidité des matières était repoussante, et avait
un cachet *sui generis*. Quelquefois, des selles
hémorragiques avaient lieu à la fin du troisième
septénaire; elles ne parurent exercer aucune
influence régulière sur la marche de l'affection,
et ne nous offrirent aucun caractère pronostique.

B *Etat général.* — La céphalalgie continuait,
mais elle perdait progressivement de son intensité,
et, après dix ou douze jours, soit que ce symptôme
eût cessé réellement, soit effet du délire ou de
perversion de la sensibilité, les malades ne le
ressentaient plus, ou n'accusaient qu'un peu de
pesenteur de tête. Le trouble des facultés senso-
rielles continuait aussi, mais affectait plus de
désordre... Tantôt il y avait surexcitation, tantôt
affaissement des sens, surtout du côté de la vision;
l'œil était parfois hagard, comme irrité, injecté
de sang, et présageant le délire; d'autrefois, terne
et langoureux; chez celui-là, insensible à une
lumière plus ardente; chez son voisin, présentant
une photophobie extraordinaire... Nous avons
observé une malade qui perdit la vue pendant
36 heures... trois fois, nous avons noté le strabis-
me; d'autres malades ont présenté une dilata-
tion inégale des pupilles. Ces derniers symptômes
ont eu lieu chez des sujets dont l'affection a
été mortelle; le malade frappé momentanément
de cécité, recouvra la santé.

La sensibilité de l'ouïe diminuait et arrivait,
presque toujours, à la surdité. Ce symptôme n'a
jamais paru se rattacher à des conditions organiques appréciables, du côté du conduit auditif,

telles que congestions, inflammations ou suppura-
tions; il ne nous a pas paru davantage exercer une
nfluence pronostique constante, notamment comme lié, de préférence, à une terminaison favorable,
ainsi que l'affirment Hufeland et quelques auteurs.

Le délire qui, dans quelques cas, s'était mon-
tré déjà, pendant la première période, apparaissait
généralement et continuait pendant le deuxième
et le troisième septénaire. Presque toujours,
c'était un délire calme et tranquille. Le malade
était facilement tiré de ce délire par des questions
brusques qui fixaient fortement son attention;
puis, livré à lui-même, il retombait dans ses diva-
gations. Dans cette épidémie, le délire a été
un des symptômes qui ont offert le plus de constance et de durée. Nous l'avons observé, à peu près,
chez tous les malades, et, chez plusieurs, il persistait encore au trentième ou quarantième jour,
alors que la stupeur, que la prostration des forces
avaient cessé, que les fonctions digestives repre-
naient leur cours, et que tous les caractères d'une
terminaison favorable semblaient en discordance
avec lui. — Le pouls était très-variable; généralement concentré, serré, assez petit, il n'avait pas
une très-grande fréquence... Mais les malades
avaient des paroxysmes irréguliers suivis de
rémissions; et, pendant l'accès, le pouls prenait
de la fréquence et de l'ampleur... Quelquefois,
dans les cas graves, il y avait des intermittences ;
ce caractère se montrait surtout au début de cette
période... il apparaissait ensuite quelquefois à la
fin de la maladie; et, dans ce cas, il annonçait toujours une terminaison mortelle.   3

Les soubresauts des tendons étaient fréquents
et se montraient de bonne heure ; ils présageaient
l'ataxie et les cas graves... plus tard, à ce symptôme s'ajoutaient des crampes, des douleurs mus-
culaires ; quelquefois, des douleurs dans la conti-
guité des membres, ressemblant au rhumatisme,
sans fluxion articulaire... plus tard encore, et dans
les cas très-graves, survenaient des contractures
dans le tronc et dans les membres, principalement
aux extrémités thoraciques.

A la peau, nous observions des différences sen-
sibles dans la chaleur appréciable... quelquefois,
certaines parties du visage, les mains, les pieds,
les genoux étaient très-froids et comme glacés.
La coloration était inégalement répartie au visage,
par plaques rosées, rouges et livides. J'ai noté
dans mes observations une coloration rose foncée
de la peau, au début de la maladie, où l'on croirait
volontiers à une éruption érythémateuse générale, ou à une scarlatine légère... Cet état disparaissait dès les premiers jours.

Diverses éruptions se montraient dans le cours
de la maladie... Une jetée papuleuse qui durait
habituellement sept à dix jours, et que j'appellerai
éruption typhoïde, à cause de sa constance et de
la régularité de sa manifestation, dans le courant
du deuxième septénaire, du neuvième au douzième
jour, n'a manqué chez aucun de mes malades.
Elle se montrait, de préférence, à la partie antérieure de la poitrine et sur la région épigastrique.
C'était une éruption discrète, quoiqu'assez nombreuse, de petites élevures arrondies, d'un rouge
cuivré, dont la couleur disparaissait sous la pres-

sion du doigt. Quelquefois, cette éruption offrait
une forme moins régulière ; elle était beaucoup
plus abondante, présentait une coloration fram-
boisée, et ressemblait à la rougeole.

J'ai vu chez trois malades, quelques taches ressemblant à des échymoses, siégeant sur le ventre,
de forme irrégulière, d'aspect violacé ou bleuâtre,
sans élevure à la peau, persistant pendant long-
temps... quinze à vingt jours. Ces taches se sont
montrées dans des cas de moyenne intensité... elles
doivent se ranger à côté des taches bleues décrites
par le docteur Davasse. Je n'ai observé sur ces
taches aucun phénomène de desquamation... mais
des modifications dans leur couleur qui passait
par diverses nuances : du violet au bleu indigo,
puis à un bleu très-foncé presque noir, puis à
une teinte brune, comme dans une échymose en
voie de résolution.

Enfin, quelques individus, au nombre de sept,
ont offert, à la fin de la maladie, des engorgements
noueux aux membres inférieurs, espèce d'éry-
thema nodosum ; ils ont guéri.

3° *Période de déclin.* — Les symptômes plus
particuliers à cette troisième période, étaient les
sudamina, les abcès circonscrits de la peau, les
escharres, les modifications de la sécrétion uri-
naire, des éruptions diphtériques de la bouche,
enfin, des contractures, des accidents tétaniques.

A l'exception de ces derniers, les accidents
tétaniques, ces tous différents symptômes, se sont
rencontrés également dans des cas terminés par
la mort ou par la guérison.

Ce qui me reste à dire, pour achever la description de la maladie, trouvera sa place dans les paragraphes suivants, où je traiterai de la marche, de la forme, de la terminaison de la fièvre, et où je reviendrai sur quelques symptômes importants, base à la fois, du pronostic et des indications thérapeutiques.

Marche.

La fièvre suivait une marche plus ou moins rapide. Dans les cas les plus nombreux, les $4/5^{me}$, elle accomplissait son cours pendant les trois premiers septénaires... C'était chez les sujets moins gravement atteints... Chez d'autres, elle se prolongeait pendant cinq et jusqu'à six septénaires.

Enfin, trois malades succombèrent avant le onzième jour... J'observerai à l'égard de ces derniers, qu'ils présentaient à l'autopsie des lésions typhoïdes extrêmement graves, et qui suffisaient, réellement, pour expliquer la cause de la mort.

Forme.

Quant à la forme de la fièvre, nos malades se divisent en deux séries :

La première, qui comprend environ le tiers des cas, renferme ceux chez lesquels les accidents locaux étaient assez prononcés : l'engorgement des hypocondres, le ballonnement du ventre ; les modifications apparentes, sécheresse, rougeur, fendillement de la langue ; les fuliginosités de la bouche; les troubles des sécrétions ; les désordres variés de la poitrine, appréciables à nos procédés physiques d'exploration... Dans ces circonstances, la fièvre prenait la forme *adynamique*.

La deuxième série, qui est deux fois plus nombreuse, offrait un type de fièvre *lente nerveuse*... Une langue humide, blanchâtre, presque naturelle ; le ventre très-souple, souvent indolent, même à la pression... répo se négative à un état quelconque de souffrance, qu'on pouvait soupçonner, et sur lequel on interrogeait le malade ; et, à côté de ce calme apparent, un délire tranquille, du coma vigil, le type inconstant du pouls... l'état rémittent, des redoublements de fièvre qui n'étaient soumis à aucune périodicité, à aucune forme régulière... L'observation du nommé Cotin nous offre un tableau frappant de cette physionomie ataxique... (*Specie leves, re vera graves*)...

Terminaison.

A *Par la guérison.* — Quand l'affection se terminait par la guérison, les symptômes qui se rattachaient aux fonctions de la vie organique, disparaissaient graduellement les premiers... Puis, arrivait, insensiblement, la cessation des troubles nerveux... Il est à remarquer que le délire est un des symptômes qui persistait avec le plus de ténacité.

La convalescence des malades compris dans la première catégorie, était généralement plus longue ; celle des malades qui avaient offert la forme lente nerveuse, était, au contraire, plus prompte. Durant la convalescence, la chute des cheveux et des traces nombreuses de desquamation épidermique, étaient des épiphénomènes assez fréquents... Nous avons observé chez un de nos malades (Lesueur, observation treizième), la chute de toutes les dents incisives, sans pouvoir nous en expliquer la cause, ni par une maladie des gencives, ni par une affection de dents qui paraissaient extrêmement saines, ni par l'influence particulière des médicaments qui avaient été employés.

B *Par la mort.* — Quand la fièvre se terminait par la mort, celle-ci arrivait de trois manières différentes :

1° Tantôt par la violence de l'invasion, le raptus sanguin et nerveux... comme sous l'influence d'un coup de sang, d'une pneumonie générale, par exemple... C'était la mort par sidération, ou oppression des forces... celle du début de la maladie.

2° Dans les cas de la première série, *forme adynamique,* la prostration des forces allait toujours en augmentant, et les malades réduits à l'état d'une masse organisée et inerte, privés de sentiment et de mouvement, s'éteignaient dans une lente agonie.

3° Chez les malades de la deuxième série, *forme lente nerveuse,* les troubles ataxiques prenaient plus d'intensité; des accès pernicieux se manifestaient, et les malades succombaient alors dans des accès de forme tétanique.

Pronostic.

J'ai consacré cet article à l'examen de quelques symptômes plus importants et que j'appelerai indifféremment caractéristiques, pronostiques, ou indicateurs. Car ce sont eux qui déterminaient la maladie, qui marquaient sa forme, qui fixaient

notre opinion sur son issue, et qui nous guidaient
dans le choix des moyens les plus aptes à la
combattre. Ce sont la douleur et le délire, les
caractères du pouls, les vomissements, l'état de
la poitrine et la prostration des forces... Si je
tombe dans quelques répétitions inévitables, je
demande de l'indulgence en raison de l'importance
du sujet.

A *Douleur, délire.* — La douleur et le délire
sont deux symptômes congénères résumant, l'un
et l'autre, un état particulier du système nerveux,
et qui ont fixé, en première ligne, notre attention.
La douleur jouait un grand rôle; habituellement
fixée à la tête, de forme lancinante, d'intensité
moyenne, elle accompagnait presque toujours
l'invasion de la fièvre. C'était une douleur frontale, avec des tiraillements dans les orbites et
derrière les yeux; cette douleur finissait avec le
premier septénaire; quelquefois, c'était une douleur gravative, pesanteur de tête rapportée à la
partie postérieure, ou sur les côtés de la tête... A
ce degré, elle ne paraissait exercer aucune influence grave sur la marche ou la terminaison de
la maladie.

Mais, à côté de cette douleur vague et légère, il
existait, chez quelques malades, une douleur violente et bien circonscrite sur un point restreint :
quelquefois à la tête; quelquefois à la poitrine, au
ventre, le long du dos... A la tête, il y avait
moins de danger... au tronc, principalement à la
poitrine et dans le ventre, ces douleurs étaient
toujours suivies des désordres ataxiques les plus

graves... Ces douleurs arrachaient des cris aux malades; elles constituaient pour eux toute la maladie... Si vous faisiez cesser cette douleur, je serais guéri; je n'ai pas d'autre mal; telle était souvent la prière qu'on nous adressait : c'était un exemple frappant de l'aphorisme hippocratique, *doloribus simul obortis vehementior obscurat alteras.* — Elles duraient quelques jours au plus, et ne se montraient que dans le premier septénaire... Dans une circonstance, une douleur de ce genre se manifesta au niveau du carré des lombes à gauche... C'était chez un jeune homme de **18** ans, doué d'une forte constitution, d'un tempérament sanguin... La saignée générale, les sangsues, les ventouses, la glace, les bains, les topiques calmants, les révulsions locales les plus énergiques, furent employées inutilement, pendant trois jours... Les symptômes d'ataxie cérébrale se mirent de la partie; le malade succomba dans le courant du deuxième septénaire; les désordres anatomiques qui étaient très-prononcés, les ganglions mésentériques rouges et très-engorgés, n'étaient pas étrangers à ce symptôme... Je pensais que, peut-être, cette douleur étrange avait été causée par une participation inflammatoire de la moelle épinière, ou du grand sympatique; mais je ne trouvai aucune modification dans ces organes.

Les douleurs articulaires, assez fréquentes au début, coïncidaient avec les cas graves... Dans les périodes avancées de la maladie, les douleurs se montraient, de préférence, dans la continuité des membres, et n'annonçaient rien d'inquiétant.

Le délire affectait différents modes; tantôt, il suivait une marche uniforme; tantôt, il présentait des différences brusques dans son cours.

Dans le premier cas, c'était ordinairement un délire tranquille portant sur des idées gaies, parfois sur des idées tristes, et caractérisé principalement par des hallucinations, surtout du sens de la vue. Ce délire était très-fréquent; il durait jusqu'à l'entrée en convalescence des malades... Il coïncidait avec une fièvre modérée, parfois avec une lenteur de pouls qui descendait à 60 pulsations : un de nos malades affecté de cette forme de délire, a eu pendant cinq jours, le pouls oscillant entre 40 et 45 pulsations. — Le subdelirium coexistait encore avec la perte de la mémoire, avec la tendance à l'assoupissement et à l'accroissement du sommeil... Il n'*aggravait* pas le pronostic.

Le délire dont la marche était irrégulière, était tantôt un délire bruyant, avec perte complète de la conscience. Il se manifestait pendant le premier septénaire. Il coïncidait avec des vomissements... Il présentait des excerbations ou paroxysmes. Cette forme de délire ajoutait à la gravité du pronostic; elle ne se prolongeait pas comme la précédente. D'autres fois, le délire se déclarait pendant le deuxième septénaire... Sa marche était insidieuse... C'était d'abord un délire calme... puis des paroxysmes en augmentaient l'intensité, et il durait quelquefois deux ou trois jours, avec une violence qui réclamait l'emploi de la camisole de force... Nous avons vu guérir deux malades chez lesquels il a présenté cette physionomie. Cette forme de délire qui traduisait des accès ataxiques périodiques, réclamait hautement l'emploi du sulfate de quinine.

B *État du pouls.* — Pendant les trois ou quatre premiers jours, le pouls offrait à la fois, de la force et de la fréquence. Il dépassait ordinairement 110 pulsations par minute... Plus tard, la force du pouls diminuait, et bientôt la fréquence subissait aussi une réduction assez sensible. Le pouls descendait à 100, quelquefois à 90... Quand le pouls était régulier, bien que fréquent, ce caractère ne nous a pas paru ajouter à la gravité de l'affection. Il n'en était pas de même quand le pouls présentait de l'inégalité ou des intermittences... Nous avons généralement observé ce caractère, chez les individus qui ont succombé ; et, circonstance remarquable, nous ne rencontrions ce symptôme, qu'au début de la maladie... Au deuxième septénaire, le pouls retrouvait sa régularité ; et les intermittences assez fréquentes au début, ne reparaissaient pas... Mais aux approches d'une terminaison fâcheuse, de nouveaux soubresauts se manifestaient du côté du cœur ; je ne saurais mieux désigner le trouble de cet organe qui produisait les secousses inégales et irrégulières qui avaient lieu dans les branches artérielles.

A côté de ce caractère du pouls qui a eu pour nous une grande importance pronostique, puisque nous n'avons vu guérir qu'un seul des malades

chez lesquels nous l'avons rencontré, nous si-
gnalerons sa mollesse, ou sa faiblesse à la pression
du doigt. Cette qualité qui accompagnait habituellement la forme adynamique, était toujours de
mauvais augure quand le pouls était en même
temps petit, filiforme et surtout vermiculaire.

Une fois, nous avons rencontré le type dicrote
très-prononcé... Cet état du pouls dura pendant
plus de deux jours, sans être, cependant, le pré-
curseur d'une hémorragie.

J'ajouterai aussi que la diminution de fréquence du pouls, donnée par Huffeland, comme
un des signes pronostiques les plus avantageux,
a été bien loin de répondre à l'attente favorable
que l'opinion de cet auteur nous avait fait conce-
voir. — Chez plusieurs malades, le pouls, bien
que descendu à 80 pulsations et restant à ce
chiffre pendant huit ou dix jours, nous avait ins-
piré une confiance qui, malheureusement, recevait plus tard un fâcheux démenti...

C *Vomissements.* — Les vomissements paraissaient à deux époques différentes : au commencement de la maladie, ou dans sa dernière période...
Au début, ils se montraient pendant les deux ou
trois premiers jours... c'étaient des accumula-
tions de matières bilieuses, jaunâtres, souvent
porracées ; d'autrefois, les malades rejetaient
toutes leurs boissons à mesure qu'ils en prenaient... Les malades se sentaient soulagés après
avoir vomi... Ces vomissements n'existaient pas
chez tous les malades, mais, au moins, chez la
moitié... Le soulagement était-il le résultat de

l'évacuation bilieuse et de la décharge de l'estomac ? Etait-il dû, au contraire, à la détente nerveuse qui accompagne le vomissement?... Je me
borne, pour le moment, à constater le fait, le
soulagement... je ne cherche pas à l'expliquer...
Je constate aussi que ce symptôme n'a jamais
exercé une influence pronostique grave.

Les vomissements de la fin, par contre,
étaient plus inquiétants.. Je les ai rencontrés chez
trois malades... deux ont succombé. Dans l'épidémie de l'année précédente, ce symptôme présentait également, à mon observation, le même
caractère de gravité — chez les trois malades dont
je viens de parler, j'administrai l'ipécacuanha
dans le but de faire un appel aux forces vitales...
j'étais encore séduit par l'axiôme : *vomitus vomitu
curatur*... mais les vomitifs ne produisaient pas
le résultat favorable que j'attendais ; même chez
le malade qui se rétablissait, et chez lequel le vomissement céda aux antispasmodiques et aux
toniques combinés, et où le vomitif échoua complétement.

D *Etat de la poitrine.* — Au début de l'épidémie, plusieurs malades, un tiers environ, pré-
sentèrent de l'embarras dans la poitrine , cet état
se traduisait, à l'auscultation, par des ronchus,
du râle sibilant, quelques bulles de râle muqueux
aux niveau des grosses bronches ; il n'y avait pas de
matité. Généralement, ces malades présentaient
une dépression plus sensible des forces. Cependant nous n'avons pas observé que cette circonstance exerçât une influence grave sur la terminaison de la maladie.

Mais, à côté de cette bronchite du début, je signalerai une espèce de pneumonie catarrhale, qui se déclarait au commencement du troisième septénaire, assez brusquement, chez quelques malades gravement atteints, mais qui, jusque-là, n'avaient offert aucun symptôme thoracique; il y avait beaucoup de râle muqueux ou sous-crépitant, absence de râles secs et sonores; peu ou pas de matité. — Cette complication débutait par une expectoration très-abondante, visqueuse et filante, diaphane, sans aucun mélange de sang. Les malades qui crachaient beaucoup, se disaient soulagés, et je pensais d'abord avoir affaire à une crise salutaire... mais, loin de là, il se manifesta plutôt une aggravation de l'état général. — Sur sept malades, trois succombèrent... je considérais cette complication comme une des causes principales de la mort. A l'autopsie, je trouvais la muqueuse bronchique gonflée et épaissie, injectée; les bronches remplies de mucosités; les poumons présentaient de l'engorgement hypostatique, mais pas de pneumonie *anatomo-pathologique,* proprement dite.

E *Prostration des forces.* — Il y avait le plus souvent une prostration très-grande au début de la maladie; mais cette prostration était plus apparente que réelle, et cédait quelquefois passagèrement, soit à un sommeil de quelques heures, soit à l'emploi de la médication, même antiphlogistique et dépressive, émissions sanguines, évacuations par haut et par bas, vomitif, purgation... Cet amendement dans l'état des forces, bien que léger et fugace, était de bon augure : on avait affaire à l'oppression, bien plus qu'à la prostration réelle des forces.

Au contraire, lorsque l'affaissement des malades ne présentait aucune variation, aucune intermittence, qu'il ne recevait aucune modification avantageuse de l'emploi des moyens thérapeutiques, les cas étaient beaucoup plus graves. Quand la prostration des forces s'accompagnait de l'affaiblissement, et surtout de l'extinction complète de la voix, le pronostic était plus grave encore... néanmoins, nous avons observé un malade entièrement aphone au début, et pendant les dix premiers jours, et qui, malgré, se rétablit complétement.

Anatomie pathologique.

Les descriptions anatomo-pathologiques que nous avons données dans nos observations particulières, nous dispensent d'entrer ici dans de nouveaux détails. Nous rappellerons que la lésion prédominante correspondait aux glandes isolées de Brunner. Rien ne donne mieux une idée de l'apparence de cette lésion, dans le commencement, que des vésicules d'herpès ou que l'acné.

Si on le veut encore, la dénomination de varicelle interne dépeindrait parfaitement l'aspect de l'exanthême intestinal à son extrême début, dans la partie inférieure de l'intestin grêle, entre la valvule iléo-cœcale et les valvules conniventes. La membrane muqueuse est alors couverte d'une éruption de petits boutons qui font saillie à la surface des plaques, comme dans leurs intervalles.

et cet état du début ressemble, en tous points, à une fièvre éruptive.

Plus tard, les follicules s'ulcèrent, et comme ils sont plus rapprochés sur les plaques de Peyer, où ils s'enflamment en masse, ils forment à leur niveau de larges plaies. On trouve alors, selon les cas, des escharres, des ulcérations taillées à pic, des plaques allongées, de forme elliptique, jaunâtres, dures ou molles ; et la lésion des follicules isolés, quand elle n'est pas très-confluente, passe presque inaperçue.

A côté de ces lésions fondamentales, on observe les engorgements, les ramollissements, la suppuration des ganglions mésentériques, complément de la lésion folliculaire, comme le bubon est subordonné à l'ulcération syphilitique primitive.

La lésion particulière à la rate, le ramollissement, ne se montrait pas dans le commencement, mais seulement, à la fin de la maladie.

Du côté du cerveau, du grand sympathique, du cœur, des poumons, nous n'avons trouvé aucune altération constante liée à la maladie typhoïde... c'est en vain que nous avons cherché dans ces divers organes, l'explication de la perturbation ataxique, des troubles que nous observions dans les organes des sens et dans les facultés de l'entendement, dans la vie de relation en général ; nous n'y avons découvert aucune lésion appréciable à nos moyens habituels d'investigations.

Étiologie.

Les causes de la fièvre typhoïde, comme celles de beaucoup d'autres maladies, nous sont com-

plétement inconnues... Si nous consultons les
auteurs sur ce point, nous ne rencontrons que
des vues hypothétiques, des conditions d'influence
plus ou moins manifestes, des prédispositions assez
vaguement établies... Mais quand il s'agit d'établir une relation directe, de cause à effet, il n'y
a plus rien de positif.

Dans l'épidémie dont nous avons été témoin,
en présence d'une maladie resserrée dans des
limites topographiques fort restreintes, n'affec-
tant qu'une certaine classe de la population, des
individus isolés occupant des bâtiments entièrement séparés des habitations voisines, soumis à
des conditions exceptionnelles d'hygiène pour le
régime, les habitudes, le travail, etc., nous nous
sommes attachés à rechercher quelles pouvaient
être les circonstances particulières qui agissaient
chez ces individus, lorsqu'elles épargnaient les
habitants du voisinage, produisant ici la fièvre
typhoïde, et, à quelques pas de distance, perdant
toute espèce d'efficacité morbigène... tandis
qu'une année auparavant, cette même population
militaire arrivant au milieu d'une épidémie générale de fièvre typhoïde qui régnait à Saint-Étienne,
et qui faisait beaucoup de victimes, se trouvait à
l'abri et complétement épargnée... Ceci me conduit à exposer ce fait remarquable.

Le 68me régiment de ligne, venant d'Afrique,
arrivait à Saint-Étienne au plus fort de l'épidémie
de 1857 ; et, à notre grande surprise, pendant que
les salles civiles de l'Hôtel-Dieu étaient encom-
brées de fièvres typhoïdes, nous n'eumes pas
l'occasion de rencontrer une seule observation de

cette maladie dans le service militaire, où, cependant, les malades entraient en grand nombre,
pour des bronchites, des fièvres intermittentes
rebelles, des courbatures, des fièvres éphémères,
les fatigues d'une longue route, etc., etc... MM.
les médecins militaires nous répondaient que ces
hommes étaient sous l'influence de diathèses fé-
briles intermittentes, de cachexies paludéennes,
et, rappelant les lois d'antagonisme de M. Boudin,
expliquaient ainsi l'innocuité dont ils jouissaient.

En novembre 1858, des résultats diamétrale-
ment opposés se produisent. Tandis que la population civile est épargnée, la fièvre typhoïde
choisit ses victimes dans la garnison. Les malades
sont des jeunes gens incorporés depuis six ou huit
mois, appartenant, pour la plupart, à des familles
de cultivateurs de la Normandie. Cette manifestation typhoïde n'infirme donc pas la loi d'antagonisme dont nous avons parlé plus haut ; car
aucun de nos malades n'avait contracté de diathèse
intermittente en Afrique.

Un autre fait propre à éclairer la pathogénie
de cette fièvre, est le suivant : deux malades
entrèrent à l'Hôtel-Dieu dans le commencement
de novembre ; l'un pour un rhumatisme, l'autre
pour une bronchite... Tous les deux contractèrent
ensuite, après plus d'un mois, la fièvre typhoïde,
pendant les premiers jours de décembre. Il y eut
encore, dans les appartements de la caserne,
occupés par des familles d'officiers, quelques cas
de fièvre typhoïde, observés chez des femmes et
des enfants : cinq environ... J'ai attribué à la con-

tagion la fièvre qui survint chez les deux malades que j'avais à l'Hôtel-Dieu ; je pense que la même cause a agi chez les femmes et les enfants dont je viens de parler. Dans une autre circonstance bien antérieure en date, j'avais pu juger, déjà, de la propriété contagieuse de la fièvre typhoïde. Ayant exercé la médecine à la campagne pendant plusieurs années, j'avais eu l'occasion de suivre la naissance et le développement d'une épidémie typhoïde, dans une localité distante de six lieues d'une commune où régnait la fièvre typhoïde, et d'où elle fut importée par une domestique qui vint se faire soigner dans sa famille.

Les partisans de la contagion admettent que la maladie se propage par contact, ou à distance par des émanations virulentes. Les matières fécales entraînant une grande quantité de débris des lésions intestinales, doivent être une source importante de transmission de la maladie, surtout dans les hôpitaux, les prisons, les communautés, etc. On doit donc veiller, avec soin, à la désinfection des fosses d'aisances et à la destruction des matières organiques, à l'aide d'agents chimiques appropriés.

Nous venons de rapporter deux faits à l'appui : l'un d'une cause préservatrice, une diathèse anti-typhoïde ; l'autre d'une cause déterminante, la contagion. Parmi les causes prédisposantes, on signale le séjour récent dans les grandes villes, l'âge de 18 à 30 ans ; ces deux conditions étaient réunies chez tous nos malades. Quant à la cause finale ou essentielle, elle résiderait dans une constitution médicale spéciale, dont les qualités appréciables nous échappent complétement.

Traitement.

Quelques considérations préliminaires me paraissent indispensables pour l'intelligence des règles qui ont guidé mon traitement, pendant la durée de cette épidémie, et qui me dirigent dans le traitement ordinaire des fièvres graves.

Les différentes épidémies de fièvres continues graves, observées et décrites par les auteurs de notre époque et des deux siècles précédents, ne permettent pas de douter qu'une cause générale, épidémique ou sporadique, suivant les cas, n'imprime à ces affections une forme prédominante, en vertu de laquelle certains médicaments réussissent de préférence dans certain cas, et échouent d'autres fois, pour faire place à d'autres séries de moyens qui obtiennent, à leur tour, une efficacité toute spéciale.

On a désigné sous le nom de génie épidémique, la cause occulte qui, agissant sur l'organisme, le modifie d'une façon particulière, et le dispose à réagir, de telle ou telle manière, à l'endroit des agents thérapeutiques. Je désignerai, sous le nom de *diathèse*, cette modification nouvelle de l'individu malade, soit une aptitude générale d'où découle l'opportunité de telle ou telle indication thérapeutique... J'admets donc une *diathèse épidémique* ; mais je crois que cette diathèse peu être modifiée ou transformée par telle ou telle condition de l'individu ; et de même que la cause épidémique demande, pour produire son effet, une prédisposition déterminée, de même, aussi, certaines conditions peuvent se rencontrer : 1° *Qui neutraliseront,* ici, l'effet de la cause générale, telle, par exemple, dans un ordre analogue de faits, l'imprégnation de la vaccine prévient et annihile l'action du virus varioleux; 2° *Qui,* dans d'autres circonstances, *remplaceront* la diathèse épidémique par une diathèse individuelle ou sporadique, sous l'influence d'une prédisposition exceptionnelle...

Dans l'épidémie que je viens de décrire, la diathèse nerveuse était, à mon avis, celle qui dominait et qui fournissait l'indication générale, celle de la médication névro-sthénique et tonique. Mais, dans quelques cas particuliers, cette diathèse générale de l'épidémie était modifiée, ou remplacée, soit par une diathèse phlogistique, soit par une diathèse gastro-bilieuse, qui, à leur tour, fournissaient des indications déterminées, soit pour l'emploi de la médication antiphlogistique, soit pour celui de la médication évacuante.

Maintenant, j'aborde la question pratique ou thérapeutique proprement dite ; et je divise les moyens de traitement que j'ai utilisés en trois catégories : 1° Moyens névro-sthéniques ; 2° — antiphlogistiques ; 3° — évacuants. — Je commencerai, toutefois, par ordre de date, si je puis m'exprimer ainsi : par les moyens employés au début de la maladie. La médication toni-névro-sthénique qui devrait être placée en première ligne, par ordre d'importance, rencontrait ses principales applications pendant le cours et à la fin de la maladie :

elle terminera nos considérations sur le traite
ment.

1° *Saignée générale.* — Au début de l'épidémie, j'ai eu recours à l'emploi de la saignée, et pendant la période d'invasion, chez quatre malades...
Chez tous, existait un état de turgescence générale
qui semblait en fournir l'indication... la pesanteur
de tête, l'éclat rosé des yeux, la tension du pouls,
la chaleur et la rougeur de la peau, la jeunesse
des individus, etc... J'obtenais, généralement,
une diminution dans la force du pouls, dans
l'intensité de la fièvre qui paraissait subir une
résolution légère. Mais cet amendement était de
courte durée ; de quelques heures seulement dans
un cas, d'une journée au plus chez les autres
malades. Et puis, la fièvre reprenait, le lendemain, l'aspect et l'intensité de la veille. Aussi,
je ne suis plus revenu à la saignée que pour combattre une complication inflammatoire, ne la
trouvant, d'ailleurs, aucunement appropriée au
génie de l'affection. Je dirai que le sang présentait un caillot très-volumineux, adhérent ordinairement aux parois du vase, mais diffluent et
mou, recouvert par une membrane mince et
bleuâtre... Huxham, dans son Traité des Fièvres,
signale ces caractères du caillot comme une circonstance contr'indicative des saignées...

2° *Emissions sanguines locales.* — Si la saignée du bras fut abandonnée, je n'en dirai pas
autant des émissions sanguines locales, ventouses

et sangsues, que j'ai employées dans la majorité des cas... c'était en applications sur l'abdomen, pendant la première période ; au cou et derrière les oreilles, à d'autres époques plus avancées de la maladie, quand des symptômes d'hyperhémie se manifestaient du côté de la tête.

Au début, quand le ventre était tendu et sensible à la pression ; que la tête était douloureuse ; ces applications soulageaient momentanément les deux symptômes. Je revenais souvent, alors, à deux ou trois reprises, à l'emploi du même moyen... mais je cessais d'y avoir recours quand le ballonnement du ventre ou le météorisme survenaient... Si, plus tard, il était nécessaire de revenir à ces émissions sanguines, c'était à la tête, pour lutter contre un délire inflammatoire, c'est-à-dire, lié à un état congestif; et, je dois le dire, c'est le moyen dont j'obtenais le succès le plus constant; je n'entends pas parler d'un succès radical, de la guérison de la fièvre, mais d'un soulagement, presque certain, des symptômes contre lesquels j'en dirigeais l'application.

3° *Moyens antiphlogistiques accessoires.* — Les boissons mucilagineuses ou acidulées, les cataplasmes émollients, les fomentations adoucissantes sur le ventre, les lavements, les grands bains, la diète, ou, plus tard, un régime sévère, complétaient la série des moyens antiphlogistiques auxquels je m'adressais.

Je n'ai pas employé les spécifiques, tels que le nitrate, l'acétate de potasse, la digitale, etc., ni les contro-stimulants; j'ai administré fréquemment l'acide borique, comme sédatif, à la dose de 2 à 4 grammes, avec avantage. — Enfin, j'ai fait un très-grand usage des affusions aqueuses sur la tête, quelquefois à l'épigastre, soit tièdes, soit fraîches, froides ou glacées, et j'en ai retiré de très-bons résultats ; mais ces agents doivent être rapportés, de préférence, à la médication névro-sthénique.

MÉDICATION ÉVACUANTE.

1° *Vomitifs.* — J'ai employé les vomitifs au début de la maladie principalement, et dans certaines conditions que je désignerai sous le nom *d'état gastrique.*

Les malades se présentaient avec une langue épaisse, large, unie, quelquefois gercée et fendillée, et plutôt dans le sens transversal ou oblique, que d'arrière en avant, et dans le sens longitudinal ; couverte d'un enduit plus ou moins épais, jaune ou verdâtre, exhalant une odeur acide ou nauséabonde ; tourmentés par des envies de vomir, quelques uns par des vomissements ; en proie à une douleur épigastrique spéciale, d'une part ; et de l'autre à une céphalalgie fronto-orbitaire des plus intenses, *quelquefois au délire.*

Des vomissements abondants, spontanés ou provoqués, faisaient disparaître en grande partie ces symptômes ; principalement ceux tirés de la tête, l'état nauseux et l'angoisse qui les accompagnaient ; mais, surtout, une sensation particulière que les malades rapportaient à l'estomac et dans la région épigastrique, et qu'ils caractérisaient : les uns, par une douleur violente ; les autres, par un sentiment de brûlure ou d'étouffement.

Dans le principe, j'ai hésité à mettre en usage le vomitif, craignant exaspérer des symptômes d'irritation gastrique, et il est très-facile de s'y méprendre. Le malade accuse une douleur atroce; vous le palpez, et il prétend que la douleur augmente; il se tord comme dans un véritable état convulsif; j'ai eu plus d'une fois l'occasion d'étudier ce symptôme porté à un semblable degré d'exagération; il disparaissait, comme par enchantement, immédiatement et sous l'influence exclusive des vomissements. Mais à côté des modifications locales produites par le vomitif, il y avait un autre changement bien plus important dans l'état général : je veux parler d'une sensation de bien-être et d'une sédation particulière, dans l'état d'excitation nerveuse, où les malades étaient plongés avant son emploi. Le calme durait quelquefois 8, 12, 14 heures, puis un nouveau paroxysme survenait; je prescrivais un autre vomitif, ensuite je profitais de la détente qui accompagnait son administration, pour donner le sulfate de quinine que je faisais continuer pendant la période d'état et durant l'intervalle des redoublements. — Deux fois, j'ai eu recours à un troisième vomitif... ce moyen a été d'un grand secours, et, à ma connaissance, d'une efficacité incontestable; il n'a jamais été suivi d'accidents idiopatiques de l'estomac, suscités ou réveillés par son emploi.

La préparation que je choisissais était l'ipéca-cuanha que je donnais en poudre, suspendu dans une infusion de violettes, à la dose de 12 ou 14 décigrammes, seul, ou bien associé au tartre-stibié 0,05 à 6, quand je ne craignais pas une trop grande dépression des forces vitales.

2° *Purgatifs*. — Les purgatifs nous ont rendu quelques services. Nous les avons employés pendant la période d'état, à une époque plus avancée de la maladie où paraissaient des symptômes de plénitude gastrique ; quand le ventre était tendu et météorisé, que la diarrhée presque colliquative des malades, semblait nécessiter un appel sur cette voie de sécrétions. La purgation donnait alors lieu à un affaissement du ventre ; elle diminuait la diarrhée ; elle faisait une diversion à la fatigue et à la pesanteur de la tête. — Nous avons plusieurs fois donné une purgation légère, une demi-bouteille d'eau de sedlitz, par exemple, à deux ou trois reprises différentes, à trois ou quatre jours d'intervalle… nous n'avons pas observé que ces purgations aient provoqué des accidents inflammatoires ; *que, jamais,* elles aient contribué aux hémorragies intestinales.

Nous n'avons pas fait de la purgation un moyen spécifique ou exclusif de traitement dans ces circonstances ; mais, guidés par l'axiôme: *quò natura vergit eò ducendum,* souvent nous y avons eu recours, avec succès, dans les cas de diarrhées typhoïdes opiniâtres, avec ténesme, sécrétions intestinales abondantes et dépression sensible des forces.

« Peut-être comprendrait-on mieux les avantages des vomitifs et des purgatifs, si, au lieu de ne considérer que leur action sur le tube digestif, on réfléchissait aux modifications puissantes qu'ils impriment à beaucoup d'autres organes, et, surtout, aux agents d'un grand nombre de sécrétions, à ceux de la circulation et de la respiration, et, enfin, aux centres nerveux. Les agents émétiques et les purgatifs seraient donc, à nos yeux, des moyens perturbateurs énergiques qui, changeant simultanément la manière d'être d'un grand nombre d'actes vitaux, produiraient dans l'économie une brusque modification qui, suivant les cas indiqués par l'expérience, serait elle-même salutaire ou nuisible (1). »

E *Médication névro-sthénique.* — Cette médication, avons-nous dit, était la source la plus féconde en applications dans cette épidémie. — Le sulfate de quinine, le quinquina, l'opium, les affusions froides, les grands bains, les vésicatoires, quelques agents antispasmodiques, en constituaient les principaux éléments. Le sulfate de quinine pur, ou associé au quinquina et à la valériane, réussissait très-souvent pour atténuer, quelquefois pour éteindre sensiblement les paro-xysmes. Bien qu'il n'aie pas alors l'efficacité dont il est doué dans les fièvres intermittentes paludéennes, il nous a été d'une très-grande utilité.

Le quinquina en infusion et en extrait, surtout l'extrait sec, était employé pour relever les forces, quand l'adynamie était l'expression pathologique dominante.

L'opium, et de préférence l'opium incorporé dans la thériaque, était le tonique d'élection

(1. Andral, *Clinique médicale.*

auquel je m'adressais, quand l'adynamie était accompagnée de délire, et que ce délire semblait tenir à un défaut d'influx nerveux.

Quand, au contraire, le délire se rapportait à un état congestif, à une excitation dépendant d'une exagération de l'influx nerveux, je m'adressais alors aux grands bains tièdes et prolongés pendant une et même plusieurs heures ; ou aux bains frais à 22° centigrades et de courte durée ; aux immersions, pendant quelques minutes seulement, dans de l'eau à 18° ou 20° ; aux affusions froides sur diverses parties du corps, mais en premier lieu, au front et à l'épigastre ; enfin, à l'action, plus énergique encore, de la glace sur la tête. La glace, les affusions glacées n'étaient employées que par intervalle, par saccades, pendant un quart-d'heure, une demi-heure à peine — on y revenait cinq ou six fois par jours — on continuait, au besoin, pendant toute la durée de la fièvre.

Les vésicatoires avaient leur emploi dans les cas d'adynamie profonde, pour faire appel de vitalité, sur les membres, soit à l'épigastre... dans les complications thoraciques, pour opérer une révulsion puissante, sur les parois de la poitrine... Les antispasmodiques purs, l'éther, le musc, le castoréum, etc., ont aussi été administrés comme adjuvants des moyens précédents.

Enfin, les toniques alimentaires, le vin, les bouillons, la gelée de viande, les analeptiques variés, constituaient le complément indispensable de cette partie du traitement.

Statistique.

Le chiffre des malades s'éleva à 65; celui des décès à 13; celui des guérisons à 52. L'effectif de la garnison était de 1526... J'ai indiqué la proportion des cas à invasion brusque et à invasion lente et progressive ; celle qui existait entre la forme ataxique, ou lente nerveuse, et la forme adynamique ; entre les symptômes pronostiques les plus importants de cette épidémie.

Je ne puis pas aussi facilement établir les rapports statistiques, fournis par la médication, à l'avantage de tels ou tels moyens de traitement : à cause de la difficulté, je devrais dire de l'impossibilité de fixer *l'unité morbide* et *l'unité thérapeutique* qui sont les bases d'une telle statistique. En effet, celle-ci doit embrasser des parties semblables. Au contraire, la maladie d'un côté, la médication de l'autre, sont formées d'éléments extrêmement variables. Ici, c'est un *tout* modifié par le tempérament, la constitution, les maladies antérieures, la forme morbide actuelle, son intensité, ses complications. Là, c'est un *tout* également complexe: la médication variée à l'infini dans ses combinaisons, les doses des remèdes, leur application, leur opportunité... Après cela, les résultats fournis à la statistique par des éléments aussi disparates, ne peuvent conduire qu'au doute et jamais à des conclusions rigoureuses comme celles qu'on est toujours tenté d'attribuer à une *méthode mathématique*.

Nature. — Définition.

La nature intime de cette fièvre nous est inconnue, mais son caractère matériel ou organique nous est révélé par la lésion intestinale. — Nous n'avons pas la pensée de soutenir que cette lésion constitue toute la maladie ; mais nous croyons que celle-ci lui est subordonnée, de telle sorte, qu'il serait absurde d'avancer qu'on peut couper cette fièvre, ou la faire avorter à son début, comme on peut supprimer un accès de fièvre intermittente, ou arrêter la marche d'une pneumonie.

Si l'on nous demandait la définition pratique de la maladie dont nous venons d'esquisser la description, nous dirions :... c'est une fièvre continue, rémittente, de forme ataxique, avec une détermination morbide essentielle et constante sur l'intestin grêle, dont l'apparition est inévitable, et dont le développement soumis à des lois fixes et invariables, échappe à tous nos moyens de traitement ; et avec un cortège de symptômes généraux, constituant la physionomie propre de la fièvre lente nerveuse, qui forment le côté accessible à notre médication.

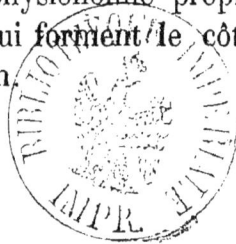

www.ingramcontent.com/pod-product-compliance
Lightning Source LLC
Chambersburg PA
CBHW050528210326
41520CB00012B/2482